姚梅龄医学全集

中医症状鉴别诊断实用手册

汗症部分

姚梅龄　著

整理：章美玲　余　涛　黄仁忠
　　　潘　强　魏志霖　赵　敏

中国中医药出版社
·北京·

图书在版编目（CIP）数据

中医症状鉴别诊断实用手册．汗症部分 / 姚梅龄著．—北京：中国中医药出版社，2018.1（2024.5重印）

（姚梅龄医学全集）

ISBN 978-7-5132-4630-9

Ⅰ．①中… Ⅱ．①姚… Ⅲ．①汗证—中医诊断学—手册 Ⅳ．① R241-62

中国版本图书馆 CIP 数据核字（2017）第 293498 号

中国中医药出版社出版

北京经济技术开发区科创十三街31号院二区8号楼

邮政编码　100176

传真　010－64405721

廊坊市佳艺印务有限公司印刷

各地新华书店经销

开本 710×1000　1/16　印张 4.5　字数 68 千字

2018 年 1 月第 1 版　2024 年 5 月第 6 次印刷

书号　ISBN 978－7－5132－4630－9

定价　29.00 元

网址　www.cptcm.com

社 长 热 线　010-64405510

购 书 热 线　010-89535836

维 权 打 假　010-64405753

微信服务号　zgzyycbs

微商城网址　https://kdt.im/LIdUGr

官 方 微 博　http://e.weibo.com/cptcm

天猫旗舰店网址　https://zgzyycbs.tmall.com

如有印装质量问题请与本社出版部联系（010 64405510）

本书简介

本手册是姚梅龄教授基于对其父亲姚荷生的遗稿《症候简释》《伤寒论症状鉴别诊断学》的整理，并结合自己近50年的临床经历总结而作，将《中医症状鉴别诊断学》中汗症这一临床现象分为通身汗、局部汗出、无汗、其他种类异常汗出、异常汗质、异常汗色、汗气（嗅）异常七大类别，简洁明了地阐释了自汗、常自汗出、大汗、微汗出、濈然汗解、汗出不彻、但头汗出、额上汗出、汗出剂腰而还、四肢不得汗出、无汗、盗汗、先烦汗解、战汗解、郁冒汗出、目合则汗、黄汗等42种汗的概念、主要病因病机、汗出机理、病因病机鉴别以及病种举例。本手册对于提高中医同道的观察能力、鉴别诊断能力等临床能力具有较强的帮助和启迪作用。

作者简介

姚梅龄，男，教授，博士生导师，江西中医药大学岐黄国医书院原院长、江西中医药大学原姚荷生研究室主任，江西省名誉名中医、全国名老中医药专家传承工作室建设项目专家。从事临床工作近五十年，具有丰富的临床经验，近二十年来用纯中药治疗不少公认的“不治之症”和疑难疾病，其中部分已完全治愈。除临床、教学之外，还悉心钻研、整理其父亲姚荷生教授（江西中医药大学终身名誉院长）的遗稿达15年之久，使自身理论及临床水平得到进一步提高。姚梅龄本人的代表论著有《临证脉学十六讲》《脏象学说与诊断应用的文献探讨——肾脏》《脏象学说与诊断应用的文献探讨——脾脏、肝脏、肺脏》等。对支气管哮喘、阻塞性肺气肿、内科疾病所致瘫痪、红斑狼疮、皮肌炎、牛皮癣（银屑病）等无法根治的疾病，以及急性发热性疾病、感染性疾病的疗效尤佳。

前　言

《中医症状鉴别诊断学》是阐明如何运用中医的基本理论和辨证方法，对临床疾病进行细致和全面的观察，并完整搜集、逐一分析各种病情资料以初步判断疾病各方面性质的中医分支学科。是一门承上启下、介于中医基础理论和中医临床各科的中间学科，与《中医证候鉴别诊断学》《中医病种鉴别诊断学》一起构成《中医鉴别诊断学》。总之，《中医症状鉴别诊断学》是《中医诊断学》的一部分。

运用《中医症状鉴别诊断学》的方法，可以初步分析单一症状体征以及任何与疾病相关的单一事件的属性，为分析、综合归纳做出证候判断创造前提，并为证候的鉴别诊断提示追踪方向；因此它是临床辨证论治诊疗流程的第一步骤，是认识疾病性质的第一切入点，是每一位中医生临床技能的首要基本功，也是中医专业学员从基础理论学习过渡到临床专业学习的第一座桥梁。同时，它还是进一步学习《中医证候鉴别诊断学》《中医病种鉴别诊断学》和《疾病分类学》的重要基础。有鉴于此，开设《中医症状鉴别诊断学》是使中医院校课程设置更趋合理、所培养出的人才更具专业水平的必然之举。

西医《症状鉴别诊断学》成形更早，但由于现代医学乃至当今医生误入只用“金指标”认识疾病的误区，因而只重理化检查，反而使此门分支学科逐渐淡出医界。如此一来，现代医学中的临床医学，在越来越细分类病种的基础上，越来越简单认识和处理每种疾病。

与现代临床医学不同，中医自从张仲景的《伤寒论》问世以后，尤其是从北宋时期的多数医学大家主张按《内经》和《伤寒论》以系统认识疾病以来，中医就一直按照系统认识生命、系统认识疾病、系统防治疾病为主的方向应用和发展至今，并在医疗保健中发挥着无可替代的作用，且日益突显其客观性、全面性、科学性和先进性。

正由于中医是系统地认识疾病，所以首先要全面客观地观察和收集与疾病相关的事实证据，即与疾病的发生、发展和变化相关的事件与现象，其中最重要的是症状、体征（包括脉象）和时间，这就是张仲景所说的“观其脉证”！

中医和现代医学发展到今天，临床上大量的事实均指向这一点：即在人类的疾病过程中，没有一种客观存在的异常现象是毫无原因毫无由来的；相反，一般来说，它或它们必然与身心某方面的异常，即与疾病某方面的性质相关联。因而没有毫无意义、毫无诊断参考价值的症状体征及其变化，只有认识不到、解释不了它们的落后的医学理论与技术！通过对中医学术发展史的研究不难发现，张仲景《伤寒杂病论》一问世，即将中医置于“实证”的基础上了，他与所有近代以来的自然科学家一样，均是透过现象看本质，即通过疾病各种现象的发生和变化来分析判断疾病的各种性质和性质的变化。

由于中医认识疾病的性质较为全面、客观和系统，对疾病现象的变化也更为重视，所以相比于西医，中医认识疾病的角度和全面度有相当大的差异，其对于包括症状体征在内的医用术语也与西医异大于同。这些，均需通过《中医症状鉴别诊断学》的学习、讨论和研究才能掌握。在这方面，此本《中医症状鉴别诊断实用手册》（以下简称《手册》）也做了有益的探索。

若欲准确地观察和认清疾病，首先即须细微地“辨别”临床现象和事实，将波动的正常生理现象和病理假象，与异常的疾病现象区别开来。在本《手册》每症的“概念”之中，我们即会首先明确这一点。

在进行中医观察的“细微辨别”过程中，还须对类似现象（包括症状体征等）之间的细微差别进行必要的细微分辨。例如患者自诉“头痛”一症时，就常常混含有“头昏不适”的感觉，而医者则必须问清其究属“头痛”还是“头昏”？因为这两者的诊断重点有所差异。故本《手册》即将两者分列两症，再分述其各自的病因病机。若进一步细辨，我们还可以发现，即使“头痛”一症，也还有部位和性质的分别，如“巅顶痛”“额角痛”“眉棱痛”“后脑痛”“头项痛”等，又如头痛性质又分“紧痛”“胀痛”“重痛”“昏痛”“头痛如劈”“抽痛”“刺痛”“麻木疼痛”等，细辨头痛的部位和性质，对分析判断其病因、病机和病所（位）常有价值。本《手册》就是这样分类阐述的。

故此，观察上细微的“辨别”，就为中医分析和鉴别每类症状、体征和事实的本质属性奠定了基础。本《手册》在每种症状之中均根据中医理论和前贤经验，指出其产生的各种原因和机理，阐明其来源于何经，然后再指出不同因机之间的鉴别要点，这就是中医辨证过程中继“辨别”之后的“辨析”，也就直接落实了初步判断——“辨识”——每种临床现象和事实（即证据）的本质属性，为综合分析做出证候（有时包括病种）结论奠定了基础。这也就是张仲景在《伤寒论》和《金匮要略》每篇标题所写的“辨××脉证”以及文中所写的“知犯何逆”的本意。

我在写作《中医症状鉴别诊断学》的同时，之所以出此本《手册》，是为了简洁明了，以方便临床中医生作为案头书查阅。此《手册》也受我父亲姚荷生的遗稿《症候简释》（1954年他在“江西中医进修学校”教《诊断学》课时所用的教材）的启发，不但内容是在他的基础上扩充的（依据中医文献和医案以及我自己的临床病历），体例亦完全按照他的《症候简释》。

我打算在有生之年，在写我父亲遗稿《伤寒论症状鉴别诊断学》的同时，扩充症状体征和临床现象，按照此《手册》的简明体例，力争写出800个以上症状，因为这是临床必须留下的事实记录，也是中医的重要知识点。我相信每位中医工作人员均能从中获得启迪，尤其临床中医大夫，在诊断治疗有疑问的时候，即可翻阅此书中与患者对应的症状，以便重新观察、询问和思考，进而发现问题所在，找出新的诊治护理办法。本册之所以先出“汗症”，就是因为从疾病开始之初的表证直至最后危重的亡阴、亡阳、阴阳离决，均需细微观察患者汗出的情况，才能做出正确的诊断和预后，而且这类汗出的情况是西医乃至部分中医师所不注重的，故先行出版“汗症”，以供同道参考。若能对诸君正确认识疾病、正确处理疾病甚至提高疗效有所裨益，则足慰我心也！

姚梅龄
2017 年 5 月

凡　例

一、本书虽属“手册”力求简明，但由于有的症状体征非常罕见，或其病因病机较难理解，所以为了让读者尽早熟悉和理解此类症状在鉴别诊断方面的意义，在它们的阐述内容之中，加入了少量古代文献原文，来帮助大家理解，同时也作为“读书指导”。

二、本手册所引的《伤寒论》原文的文字及条数，依据的是1905年版，1906年印刷的商务印书馆铅印版《伤寒论》，以及我父亲对原文亲笔分标的条数，与现在的《伤寒论》通行本和教材中标定的条数有0~3条的数字出入。比如本手册中所引的《伤寒论》364条，即一般教材中的366条；而本手册中的137条，却是教材中的134条，即属例证。

三、本手册每种汗出的“主要病因病机”“汗出机理”“病因病机鉴别”以及“病种举例”下的序号是上下一一相对应的。比如“自汗”中“常见病因机”的（1）~（14）序号与“汗出机理”“病因病机鉴别”及“病种举例”中的（1）~（14）的序号均是一一相对应的。

目　录

一、通身汗

（一）自汗（汗出）

1. 概念

“自汗”与“汗出”一症，是指身体在不应当出汗之际（如不在大运动量活动或高温之情况下）全身明显汗出的异常现象；或者医生对服药后（尤其是发汗药）出现全身明显汗出反应的客观记载。

“自汗”与“汗出”基本同义，既是一种症状，也是一种体征。

2. 主要病因病机

（1）风邪犯表。

（2）风热犯表。

（3）里（气分）热盛。

（4）内风夹热。

（5）心火炽盛。

（6）厥阴瘀热。

（7）阴虚内热。

（8）卫虚失固。

（9）肺气虚。

（10）气血空虚。

（11）卫阳大虚。

（12）少阴阳虚。

（13）阴盛格阳。

（14）阴阳离决。

3. 自汗机理

（1）风性疏泄，鼓舞津液外泄。

（2）风热迫津外泄。

（3）热迫津泄（如白虎汤证）。

（4）风性疏泄，热迫津泄。

（5）汗为心之液，火（主要指心经气分的火邪）性急迫，津液外泄。

（6）汗血同源，津液常需借血以布运，气郁则血瘀，瘀则血中可生瘀热，以致迫津外泄。

（7）肾主五液，肾经虚热，可迫津外泄为汗，同时还可造成阴液难以内守。

（8）卫气虚可致玄府难阖，汗津外溢。

（9）肺主皮毛，肺气虚可致毛窍失固，致津泄为汗。

（10）气随血脱，卫气失固，以致汗出。

（11）卫出于下焦，肾阳为卫气之根，寒邪伤表里之阳，加之发汗过度，造成卫气大虚，同时阳虚不足以接续充养卫气，造成肤表失固而津液大泄。

（12）（少阴心肾）阳虚失固，津液外泄。

（13）阳气大虚造成表气不固，可致表津外泄；加之阴盛格阳、虚阳外越，形成体表客热迫津外泄。

（14）阴阳均失秘藏。

4. 病因病机鉴别

（1）常兼恶风发热（翕翕发热），脉浮。

（2）常兼发热口渴脉浮数，或咽痛咳嗽。

（3）常汗多，必恶热，烦渴较盛。

（4）阵作大汗，在上则咳甚气促，在中下则消渴善饥。

（5）常见大汗面红，烦躁不眠，甚则狂躁、骂詈不休（或笑不停或笑中夹骂）而不识人。

（6）常见焦虑急躁则汗出全身，或难以入寐，甚则丑寅时常常自醒。

（7）常自汗盗汗出，常兼五心烦热，夜醒口干，午后颧红，脉细数尺沉。

（8）常自汗出，汗出时恶风肤凉，多现右寸脉虚或沉弱，易患感冒，患感冒时其症多见发热、自汗恶风。

（9）气短声低，多见右寸脉虚或沉弱，动则汗出，易患感冒，患感冒时症见流涕、咳嗽。

（10）大汗出现于大量失血（如外伤、血崩或产中大出血）后，脉常现细弱或虚大，若未及时补足气血，自汗可逾月。

（11）汗出时或即将汗出时，即通身恶寒甚，甚则欲寒栗，汗出时肤冷，若得温覆、重衣、向火，则恶寒可减轻，脉不沉而虚浮，或浮微，无里证。

（12）肾阳虚则症见动则易汗出，怯寒肢凉，背怯寒，夜尿多，尺脉沉或兼弱；心阳虚则症见汗出心悸欲得按，易惊恐，背怯寒，常见寸脉沉。

（13）症现身发热或大热，反欲得近衣，反汗出、面赤，下利清稀，脉浮大而空，或脉沉细微。

（14）在杂病中，往往表现为精神离散，脉虚大或微弱数疾之时，气急息高躁扰，汗出而死；在时病卒病中，则可突然汗出，气绝而亡。

5. 病种举例

（1）（伤风）感冒。

（2）（风热）感冒。

（3）温病（阳明里热盛）。

（4）风消。

（5）狂证。

（6）郁证。

（7）虚劳。

（8）汗家（营卫失和）。

（9）虚劳。

（10）产后自汗。

（11）汗家（太阳虚寒）。

（12）惊恐症。

（13）伤寒危证。

（14）伤寒死证。

附一：常自汗出（汗家）

1. 概念

“常自汗出”，又称“汗家”，是指患者经常大汗出的现象。它具有以下几个特征：①在正常生活情况下，常常是一天中的大部分时间均在出大汗；②不分季节地持久地大汗出，往往在数月乃至数年以上均流汗；③往往是通身汗出。

2. 主要病因病机

（1）阴虚阳浮。

（2）气分热盛（阳明为多）。

（3）小儿积热。

（4）气血大虚。

（5）营卫不和卫偏虚。

（6）卫阳虚。

（7）其他。

3. 常自汗出机理

（1）阴液不内守，浮阳迫体表津液外泄。

（2）热迫津泄。

（3）食积常助阳明气分热邪迫津外泄，加之胃热偏盛则能食，导致小儿又常多食，又进一步助阳明热，形成恶性循环，故致常自汗出。

（4）气随血脱，卫气失固，以致汗出。

（5）卫气虚可致玄府难阖，汗津外溢。

（6）卫出于下焦，肾阳为卫气之根，肾阳虚不足以接续充养卫气，造成肤表津液失固而大泄。

4. 病因病机鉴别

（1）稍烦劳即汗多，脉虚浮或兼细。

（2）恶热不恶寒，贪凉，壮实汗多，口渴饮冷，能食，甚至贪食。

（3）除上述第（2）条诸症外，常腹胀满，大便臭秽。

（4）大汗出见于大量失血（如外伤、血崩或产中大出血）后，脉常现细弱或虚大，若未及时补足气血，自汗可逾月。

（5）常自汗出，汗出时恶风肤凉，多现右寸脉虚或沉弱。

（6）汗出时或即将汗出时即通身恶寒甚，甚则欲寒栗，汗出时肤冷，得温覆、重衣、向火则恶寒可减轻，脉不沉而虚浮或浮微，无里证。

5. 病种举例

（1）消渴。

（2）肥胖。

（3）疳积。

（4）产后自汗。

（5）汗家（营卫不和）。

（6）汗家（太阳虚寒）。

附二：反汗出

1. 概念

“反汗出”一词，是出现于《伤寒论》的专用术语，实际上是张仲景强调阴经伤寒证本不应有“汗出”一症，只有当寒邪伤阳以至亡阳，或厥阴之里阴阳相争阳进阴退、热邪偏盛，才会出现“汗出”的变例。也就是说，“反汗出”在临床上与“自汗”现象一样，只要在阴经里寒证出现此症，就是一种变例或危证，故曰“反”，而且有比较特殊的诊断和鉴别意义。

2. 主要病因病机

（1）《伤寒论》282 条：“病人脉阴阳俱紧，反汗出者，亡阳也，此属少阴，法当咽痛而复吐利。”——此属少阴寒邪伤阳亡阳，格虚阳于上证。

（2）《伤寒论》333 条：“伤寒先厥后发热，下利必自止，而反汗出，咽中痛者，其喉为痹……”——此属厥阴之里阴阳相争，阳进阴退化热、热盛厥除而反汗出的病情转化。

（3）《伤寒论》151 条：“伤寒五六日，头汗出，微恶寒，手足冷，心下满，口不欲食，大便硬，脉细者，此为阳微结，必有表，复有里也。脉沉，亦在里也。汗出为阳微。假令纯阴结，不得复有外证，悉入在里，此为半在里半在外也。脉虽沉紧，不得为少阴病，所以然者，阴不得有汗，今头汗出，故知非少阴也，可与小柴胡汤。设不了了者，得屎而解。”——此条是说“阴不得有汗”，即阴经的寒证不应该有汗出一症，现今的患者有“头汗出”，故其虽有脉沉紧和手足冷，我们即应排外少阴里寒实证的诊断。

（4）《伤寒论》368 条：“下利清谷，里寒外热，汗出而厥者，通脉四逆汤主之。”——此证属少阴里寒，阳气外脱的危证。

附三：汗出自愈

1. 概念

“汗出自愈”是指病变过程中，一旦出现汗出透彻的情况，此病变即可痊愈的现象。汗出自愈的前提条件是：汗出透彻（①通身汗出；②持续2个小时以上汗出）。

2. 主要病因病机

（1）表证解：主要指寒湿闭表或郁表证。

例如：《伤寒论》第94条：“太阳病未解，脉阴阳俱停，必先振栗汗出而解……”

又例如：《伤寒论》第149条：“伤寒五六日，呕而发热者，柴胡汤证具，而以他药下之，柴胡证仍在者，复与柴胡汤……必蒸蒸而振，却发热汗出而解……”

（2）津液自和。

例如：《伤寒论》第49条：“脉浮数者，法当汗出而愈。若下之，身重心悸者，不可发汗，当自汗出乃解。所以然者，尺中脉微，此里虚，须表里实，津液自和，便自汗出愈。”

（3）阳进阴退，阳复寒除。

例如：《伤寒论》第359条：“下利，脉数，有微热汗出，今自愈……”

附四：汗出不解

1. 概念

指患者虽有汗出，但病却未愈的现象；或专指患者汗出而发热不退。

2. 主要病因病机

（1）阳虚寒水。

如《伤寒论》第83条："太阳病发汗，汗出不解，其人仍发热，心下悸，头眩，身瞤动，振振欲擗地者，真武汤主之。"

（2）水火欲结，中焦火甚。

如《伤寒论》第168条："伤寒，发热，汗出不解，心中痞硬，呕吐而下利者，大柴胡汤主之。"

（3）气分湿热内蕴。

比如湿温气分证；又如脾胃湿热偏盛的黄疸。

备注：

其实"汗出不解"的病因病机，包括了"自汗"中所列的所有情况，这在"自汗"一症中我们已作了阐述。另外，也包括了"汗出不彻"的所有病因病机，此部分内容我们后面会列叙。

（二）汗不止

1. 概念

持续半日乃至一两日以上的通身大汗淋漓，不能自已者，称之为“汗不止”。

以下 2 种情况，患者“汗不止”均伴有身寒肤冷，甚至冷汗直流。此时，首先要注意的是，这很可能是古代认为的死证，即危重症。

2. 主要病因病机

（1）厥阴主证，里证，阴寒甚，致阳脱（死证）。

如《伤寒论》第 345 条：“伤寒六七日，不利，便发热而利，其人汗出不止者，死。有阴无阳故也。”

（2）太阳兼少阴，寒风犯表，过汗伤阳。

如《伤寒论》第 21 条：“太阳病，发汗，遂漏不止，其人恶风，小便难，四肢微急，难以屈伸者，桂枝加附子汤主之。”

3. 汗不止机理

（1）“乙癸同源”，虽说是肝肾之阴同源，但实则肝肾之阳亦同源，现肝肾之阴盛格阳于外，虽其里寒已深入“骨髓”，然其浮越于体表的阳气形成的“客热”却在“皮肤”，故导致体表发热的同时，亦可“阳加于阴”迫使体表阴津外泄而汗出；若患者真阳甚虚，不能“卫外而为固”，则可“汗出不止”，并很快造成阳气外脱而死亡。

（2）太阳表寒因发汗太过，过于发散了卫气而耗伤了卫气，且虚耗了“卫气之根”的肾阳，故卫与阳均难以固表，其即可“遂漏不止”。

4. 病因病机鉴别

（1）此种危证，除了“汗出不止”及发热下利等症之外，往往会伴随着神志木然、淡然，精神极度虚疲；且只要伴随以下脉证之一者，即可判定为“肝肾阴寒，阳气欲脱”的危证：①脉浮大豁然而空；②脉大；③脉浮微；④发热或大热，面赤而不欲去衣被；⑤下利不止而无度；⑥下利清谷；⑦喘急欲脱；⑧时时自冒。

（2）此种证候虽稍重，且患者较痛苦，脉略细弱或兼浮涩，但患者神志清醒，且无上述8种危重证候。

5. 病种举例

（1）下利，伤寒误治。

（2）伤寒误治，痛痹误治。

附：极汗出

1. 概念

是指在疾病过程，患者突然通身暴汗出（身背全湿），持续半天至一天以上的现象。

2. 主要病因病机

厥阴兼阳明，里证，寒水误治，阳气暴伤。

如《伤寒论》第378条：“伤寒，大吐大下之，极虚，复极汗者，其人外气怫郁，复与之水，以发其汗，因得哕。所以然者，胃中寒冷故也。”

（三）大汗（汗多）

1. 概念

在正常人不会汗出或仅出微汗的情况下，患者却出现汗出量大的症状体征，称为“大汗”，或称为“汗多”。

此症有以下特征：无论患者的自觉或他人的视觉触觉，均能明显发现患者周身皮肤有大量汗水涌出，甚至汗水直流，湿衣湿发。

2. 主要病因病机

（1）阳明气分热甚。

（2）阳明热盛，气阴大虚。

（3）少阴阳气大虚。

（4）心气虚。

（5）风湿郁热，里热偏重，阳明表里相兼证。

如《伤寒论》211 条：“阳明病脉迟，虽汗出，不恶寒者，其身必重，短气，腹满而喘……若汗多，微发热恶寒者，外未解也……”

（6）阴虚内热，阴虚阳浮。

（7）气血空虚。

3. 大汗机理（略）

4. 病因病机鉴别（略）

5. 病种举例（略）

注：以上 3、4、5 类均可参考“自汗”。

（四）微汗出（汗少）

1. 概念

指患者全身持续出小汗的一种体征。即他人触及其皮肤时，可发现其体表一直有少量的汗水。

2. 主要病因病机

（1）风热犯卫（如肺之表）。

（2）风热犯营（如肺之表）。

（3）风邪犯卫（如肺之表、太阳之表）。

（4）风寒犯表向愈。

（5）气分血分热微。

3. 微汗出机理

参照“自汗出”。

4. 病因病机鉴别

（1）常兼流黄脓涕，或喷嚏，微咳微渴。

（2）常兼咽红肿痛，或兼斑疹或风疹，其疹色红。

（3）见“自汗”。

（4）见“自汗”。

（5）往往“发热”不甚（高），恶热不甚，无谵语，气分病变则口渴而不甚，小便色黄而色不深，血分病变则舌质红而其色不深，一般无出血现象。

5. 病种举例

（1）风温（犯卫）。

（2）风温（犯营）。

（3）（伤风）感冒。

（4）感冒将愈。

（5）伤寒，温病或各科疾病（气分热或血分热）轻证。

附：濈然汗解

1. 概念

遍身持续汗出且持续 2 个小时以上的中小汗、微汗出后，其病即愈的现象，称为“濈然汗解”。

濈然即小水貌、小溪貌。

2. 主要病因病机

可参考“汗出自愈”。

（1）表解里平，津液自和。

如：《伤寒论》第 231 条：“阳明病，胁下硬满，不大便而呕，舌上白胎者，可与小柴胡汤。上焦得通，津液得下，胃气因和，身濈然汗出而解。”

（2）阳明郁热兼厥阴瘀热双解。

如：《伤寒论》第 219 条：“阳明病，下血谵语者，此为热入血室。但头汗出者，刺期门，随其实而泻之，濈然汗出则愈。”（参考《伤寒论》第 229 条：“阳明病下之，其外有热，手足温，不结胸，心中懊侬，饥不能食，但头汗出者，栀子豉汤主之。”）

（五）汗出不彻

1. 概念

主要指患者虽有汗出的现象，但汗出不够透彻的体征。所谓“汗出不够透彻”，是指疾病过程中患者体表汗出旋出旋收的现象，其每次汗出往往难以持续 20 分钟以上；另外有部分患者属汗出过少，只似有似无，或不彻全身，亦属“汗出不彻”。

2. 主要病因病机

（1）寒风犯表。

如《伤寒论》第 12 条：“太阳中风，阳浮而阴弱。阳浮者热自发；阴弱者汗自出。啬啬恶寒，淅淅恶风，翕翕发热，鼻鸣干呕者，桂枝汤主之。”条文中的“汗自出”验之临床，即多属“汗出不彻”，即“旋出旋收”。

（2）风寒闭表，欲解未解。

（3）寒风郁阳，欲透未透。

（4）寒风犯表郁热。

（5）风湿犯表，卫阳微郁。

（6）风湿热犯表，湿邪郁卫。

（7）风暑夹湿犯表。

（8）风水郁热。

如《金匮要略·水气病脉证并治第十四》第 23 条：“风水恶风，一身悉肿，脉浮不渴，续自汗出，无大热，越婢汤主之。”中的“续自汗出”，验之临床，即断断续续的“汗出不彻”现象。

（9）风饮郁热，少阳表证兼里。

（10）气阴大虚，阴邪（寒湿水饮）微郁卫气，表欲解未解。

3. 汗出不彻机理

（1）寒邪闭表则汗难出，然风邪鼓舞，表风又可鼓动体表津液，营阴外越而汗易出，在风邪与寒邪两种邪气的矛盾作用下，使得患者间断出汗而旋出旋收。

（2）卫阳与风寒之邪相争，正暂胜、邪闭暂减则汗出；然由于邪未净而复闭则汗又收，说明卫阳一时难以完全解除寒闭。

（3）卫阳与风寒之邪相争，虽一时难以完全解除寒闭，但余邪已微。

（4）热欲外透，正胜邪退则汗出；寒邪闭表未净，受闭则汗又收。

（5）风邪鼓舞则汗出，湿邪微郁则汗难出透，故汗旋出旋收。

（6）风邪鼓舞加之热迫津泄则汗出，湿郁卫气则汗难出透。

（7）风邪鼓舞加之暑热迫津外泄则汗出，湿郁卫气则汗难出透。

（8）风邪鼓舞加之热迫津泄则汗出，水邪阻遏卫气加之本身体表水津不布则汗难出透。

（9）风邪鼓舞加之热迫津泄则汗出，饮邪阻遏卫气加之体表腠理津液不布则汗难出透。

（10）真阴亏损则阳气难以秘守而易不时浮越于外，则与体表之阴邪（如湿、寒水、饮）相争，可致一时性的正胜邪却，表气之郁暂解而短暂汗出之效，然由于气大亏而卫必亦虚，与邪争必无力而弱，故阴邪虽微而郁表之势却难以彻底解除，故汗又旋（乍）收。

4. 病因病机鉴别

（1）汗出时间短暂（一般几分钟），旋即自收，汗出则恶风寒、发热及头痛等症均明显减轻，汗收则诸症加重，其脉浮。

（2）在发热明显加重之际，或服药后 2 小时以上则汗出（或微汗出），但不久（多为 20 分钟之内）即完全无汗，继而头痛（或兼身痛）恶寒明显，且发热甚，其脉浮数，且多兼弦紧。

（3）经服发汗药后，汗出发热恶寒暂减，旋即转无汗，且伴微发热而恶寒、面色红赤、脉浮数、舌质不红苔不黄、小便尚清利。

（4）阵作自汗，旋即汗收，伴恶风恶寒、头痛、面红烦躁，或兼微渴、脉浮数或兼弦、小便黄，或兼咽喉肿痛，咳黄痰。

（5）微发热恶风，肢体酸楚而困倦，汗旋出旋收，脉浮软不流利。

（6）蕴蕴发热，微恶风恶寒，肢体酸疼，或关节红肿热痛而局部反恶寒喜温，发热甚则汗出，旋即汗收，汗收则恶风寒及关节疼加重。

（7）暑天感寒受湿，或过贪风凉后发病，自觉无衣则凛凛，着衣则烦热，身热恶风，困倦乏力，口渴尿黄，汗出旋出旋收。

（8）见《金匮要略·水气病脉证并治第十四》第23条，然其汗旋出旋收，发热恶风均明显，身肿面肿，口渴烦躁，小便不利、色黄。

（9）见《伤寒论》第48条，鉴别点在于本证恶风寒，汗偶出且旋出旋止，游走性肢体微疼而按之不可得，或短气不得卧，或小便不利，脉浮涩或不流利。

（10）患者属于大病后的后遗症，或长期患病后体虚低热反复迁延。发热于午后或傍晚之后始现或升高，热偏高时则身烦热而汗乍出，汗出即发热大减或退净，原来脉细弱数，此时可伴脉芤或虚大，数分钟之内即汗乍止，渐渐热又至，伴微怯寒；常现气阴两虚之脉证。

5. 病种举例

（1）感冒（中风）。

（2）感冒（误治）。

（3）感冒（误治）。

（4）阳旦。

（5）感冒。

（6）感冒。

（7）暑风初起。

（8）风水。

（9）溢饮。

（10）虚劳兼新感。

二、局部汗出

（一）但头汗出

1. 概念

指患者常自汗出，但出汗的范围仅限于头颈部（包括项部），以下则无汗。

2. 主要病因病机

（1）湿邪郁热，阳明里证。

（2）湿邪犯表，里有郁热（十二经的表证兼里均可）。

（3）寒风夹饮郁火，少阳表里相兼。

如《伤寒论》第150条："伤寒五六日，已发汗而复下之，胸胁满微结，小便不利，渴而不呕，但头汗出，往来寒热，心烦者，此为未解也，柴胡桂枝干姜汤主之。"

（4）水火交结，少阳里证。

如《伤寒论》第139条："伤寒十余日，热结在里……但结胸，无大热者，此为水结在胸胁也，但头微汗出者，大陷胸汤主之。"

（5）寒风郁热（火），少阳表证兼里。

如《伤寒论》第151条："伤寒五六日，头汗出，微恶寒，手足冷，心下满，口不欲食，大便硬，脉细者，此为阳微结，必有表，复有里也。脉沉，亦在里也。汗出为阳微……此为半在里半在外也。脉虽沉紧，不得为少阴病，所以然者，阴不得有汗，今头汗出，故知非少阴也，可与小柴胡汤。设不了了者，得屎而解。"

（6）阳明里证，郁热。

如《伤寒论》第229条：“阳明病，下之，其外有热，手足温，不结胸，心中懊侬，饥不能食，但头汗出者，栀子豉汤主之。”

（7）阳明兼厥阴里证，郁热兼瘀热。

如《伤寒论》第219条：“阳明病，下血谵语者，此为热入血室。但头汗出者，刺期门，随其实而泻之，濈然汗出则愈。”

（8）厥阴兼阳明，阴虚血热，湿邪郁火。

如《伤寒论》第113条：“太阳病中风，以火劫发汗，邪风被火热，血气流溢，失其常度，两阳相熏灼，其身发黄。阳盛则欲衄，阴虚小便难，阴阳俱虚竭，身体则枯燥。但头汗出，剂颈而还，腹满微喘，口干咽烂，或不大便，久则谵语，甚者至哕，手足躁扰，捻衣摸床，小便利者，其人可治。”

3. 但头汗出机理

体表卫气郁滞或闭遏，故难以出汗，而里热（或火）却上腾，迫津从身体上部排出即头汗出。

体表卫气郁滞可因邪气（多数属阴邪）郁遏所致，亦可因里气郁闭影响卫气宣通而致；郁遏卫气的邪气多属表邪，有少数则属里邪（如里湿里饮下流）弥漫浸淫身体下方的体表（如肌、腠、肤），导致身体越往下越难出汗。

4. 病因病机鉴别

（1）身目色黄而偏明亮；小便黄赤欠利；身热而不恶寒；脉数。

（2）但头汗出，微恶寒，蕴蕴发热，烦闷，小便黄或欠利，若属湿犯三阳及太阴之表者则多现脉浮不流利；发病史则多有近日内有受水湿或受风寒史，或素有感受外湿，或内伤厚味油腻食物史，或素体有湿，新外感风寒；此类证候若遇潮湿风冷环境则易发病或症状加重；另外，十二经不同的表湿郁热证，其各自尚具不同的表湿现症可资鉴别，此方面内容可参考《中医症状鉴别诊断学》中的“汗症”一节。

（3）此证的现症特征是有往来寒热、寒多热少，胸胁满微结痛，小便不利，加之无黄疸，故可以与阳明湿邪郁热相鉴别。

（4）本证所具备的心下或整个腹痛硬拒按、短气难以平卧，或咳喘引胸胁痛等症，是“但头汗出”的其他证候所不具备的，故易鉴别。

（5）此证不具备上述（1）~（4）各证明显的湿邪和饮邪所导致的症状体征，可资鉴别。

（6）鉴别要点同上述第（5）项。另外，本证与（5）证的鉴别在于：本证无（5）证的手足冷，微恶寒二症。

（7）此证所具备的“下血”或热入血分的谵语一症，上述证候均无，可资鉴别。

（8）本证所具备的身体皮肤枯燥、不大便等阴虚体征及谵语、手足躁扰、循衣摸床等危重症候，上述诸证均无，可资鉴别。

5. 病种举例

（1）黄疸，湿温（中焦）。

（2）感冒。

（3）感冒，痞证（挟表）。

（4）结胸。

（5）感冒。

（6）郁证。

（7）血证。

（8）黄疸，鼓胀（重证危证），湿温（重证）。

（二）额上汗出

1. 概念

在疾病过程中，患者出现仅限于前额的汗出现象，称为“额上汗出”。

2. 主要病因病机

（1）湿遏热伏（或火邪内伏），阳明里证。

（2）湿邪夹浊，郁遏三焦，热邪上蒸，三阳合病。

如《金匮要略·痉湿暍病脉证治第二》第16条：“湿家，其人但头汗出，背强，欲得被覆向火。若下之早则哕，或胸满，小便不利，舌上如胎者，以丹田有热，胸上有寒，渴欲得饮而不能饮，则口燥烦也。”

（3）湿陷阳微，化为虚寒，阳气欲脱，少阴里证。

如《金匮要略·痉湿暍病脉证治第二》第17条：“湿家下之，额上汗出，微喘，小便利者，死；若下利不止者，亦死。”

如《伤寒论》第222条：“三阳合病，腹满身重，难以转侧，口不仁，面垢，谵语遗尿……下之则额上生汗，手足逆冷……”

3. 额上汗出机理

（1）（2）湿邪郁遏，热（火）邪上逼津液从额上泄出。

（3）阳气欲上脱，致使额上肤表津液失去固守而泄漏为汗。

4. 病因病机鉴别

（1）除了有湿遏热伏的现症之外，尚可有误火治疗史，或可有口糜、咽烂、上窍衄血等症。

（2）除了有湿遏热伏的现症之外，常有苔厚腐腻，胸闷，脘痞，腹胀满，面色污垢，额汗酸腐，身体酸疼，口干烦热，甚则谵语便秘等症。

（3）厥逆，脉沉细而弱，或现微，额上汗清冷、甚则如珠，或兼现气短促，或下利不止，小便纯白而多。

5. 病种举例

（1）黄疸。

（2）湿温。

（3）痹证危症。

（三）汗出剂腰而还（“腰以下不得汗”）

1. 概念

汗出仅限于环腰以上的上半身肢体的现象，称为汗出剂腰而还。

另外“汗出剂胸而还”与“汗出剂臀而还”的现象，与此种“汗出剂腰而还”的诊断意义亦一致。

2. “主要病因病机”“汗出剂腰而还机理”“病因病机鉴别”“病种举例”

与“但头汗出”中的“湿邪郁热（火）”及“水饮郁热（火）”相同。但无“但头汗出”病因病机中的瘀热和阴枯火迫。

附：下半身汗多

1. 概念

上半身汗少或不多，而腰以下的肢体汗多。

2. 主要病因病机

湿热下注。

（四）四肢不得汗出

1. 概念

汗出仅限于身躯，四肢却不得汗出的现象。

2. 主要病因病机

风湿郁表，肺脾气郁，太阴表里相兼。

3. 四肢不得汗出机理

风湿郁于四肢肌肉，湿重于风，肺脾之气难以宣畅，四肢卫气被郁而不得汗出。

4. 病因病机鉴别

四肢不得汗出，或微兼肢体酸楚沉重；咳嗽上气频频，或兼喉痒则咳，痰少，稀白或夹泡沫；脉浮缓欠流利。

5. 病种举例

咳嗽。

（五）手足汗出（手足濈然汗出）

1. 概念

是指人体手足经常明显汗出的症状体征，其汗出的量不但明显多于正常人手足汗出的量，而且远多于自身躯体汗出的量，病情稍重和偏重时则可持续手足汗多。

2. 主要病因病机

（1）阳明（大肠、胃）热与燥屎里结盛。

如《伤寒论》第223条："二阳并病，太阳证罢，但发潮热，手足漐漐汗出，大便难而谵语者，下之则愈，宜大承气汤。"

如《伤寒论》第211条："阳明病，脉迟虽汗出，不恶寒者，其身必重，短气，腹满而喘，有潮热者，此外欲解，可攻里也；手足濈然而汗出者，此大便已硬也，大承气汤主之……"

（2）阳明（胃、大肠）寒湿郁里。

《伤寒论》194条：“阳明病，若中寒者，不能食，小便不利，手足濈然汗出，此欲作固瘕，必大便初硬后溏。所以然者，以胃中虚冷，水谷不别故也。”

（3）阳明湿邪水饮内郁。

（4）阳明风湿热表证。

（5）阳明风寒湿表证。

3. 手足汗出机理

总机理是手足为阳气之末，四肢主要归脾胃所主，故脾胃之气的异常，常可影响四肢手足。

（1）内结之阳明里热，迫手足津液外泄而为手足汗出。

（2）阳气郁于胃肠之内而失布于手足；手足阳气少则其津液失固外泄，出现手足濈然汗出一症。

（3）同上。

（4）阳明之表——气分和卫分风热迫手足之津外泄，风淫末疾。

（5）阳明之表卫阳因寒湿所伤，难以护表，加之风淫末疾，故手足越冷越汗出。

4. 病因病机鉴别

（1）必伴发阳明热邪里结的相关症候，如潮热、身热汗出而手足汗甚多、身热越甚则手足汗越多、口干渴欲冷饮、腹或胀满或持续痛，或便秘，或神昏。脉多有力或兼沉迟，舌苔或黄厚或焦黑。

（2）手足湿冷、越冷越湿、遇外寒外湿或饮冷则此症更明显；往往伴随胃肠寒湿里证的现症，如不欲食或食少、易吐而恶食冷食、脘腹痞胀而恶寒，甚则有时脘腹痛而喜温喜抚摸、气郁甚则腹痛时伴有瘕块、大便溏泄或先硬后溏、大便溏时其色不深、小便清而不长，脉可见沉迟或兼弦，舌质多淡，其苔多白。

（3）手足湿冷、越冷越湿，遇外寒外湿或饮冷则此症更明显；往往伴有胃肠寒湿里证的现症，同时尚可兼胃肠水饮甚至中焦微停饮邪的症状，例如间作水泻伴肠鸣辘辘、间作脘腹痞闷、口中流涎、小便欠利、脉弦涩等症。

（4）手足温而潮湿、遇热加重；常伴随出现四肢酸楚疼痛，甚则四肢骨节酸痛；或兼口、齿、唇、目、鼻等阳明风湿热表证现症，如肿、痒、热、红、痛、涕泪多等。小儿可全身发烧。

（5）手足凉而潮，或手足冷而湿，遇外寒及水湿则诸症更明显；常伴四肢酸痛恶寒，甚则四肢骨节酸痛而冷；或兼前额眉棱痛而恶风寒，或兼鼻常塞而流清涕多，或喷嚏多；或兼目睑微浮肿、流泪。

5. 病种举例

（1）伤寒病，温病（热燥里结重证）。

（2）伤寒病，腹痛杂病（寒湿里证）。

（3）伤寒病，痞证（湿邪水饮内郁证）。

（4）温病，伤寒病，痹证。

（5）伤寒病，痹证。

（六）手足掌汗出

1. 概念

此症有两种情况，第一种是指全身无汗时手足掌却出汗，第二种指手足掌常先于且多于身体汗出。身有汗，但手足掌汗出更多，现在这种汗出临床上比较常见，且病程相对较长。

2. 主要病因病机

（1）内有郁热（以脾或肺之里湿饮郁热者居多）。

（2）厥阴之里瘀热。

（3）阴虚内热。

（4）肾阴虚。

（5）其他不明原因。

3. 手足掌汗出机理

（1）脏腑（主要在脏在阴经）之里气分热迫津液从体表阴面外泄。

（2）汗血同源，血分瘀热迫使血脉所运津液从体表阴面外泄。

（3）阴虚阳盛化成内热，可迫阴津从体表阴面外泄。

（4）肾阴虚且难以秘守，阴液可从体表阴面外泄。

（5）未知。

4. 病因病机鉴别

（1）平时杂病诸症轻微间作，不发热，无身汗或仅偶尔身微汗出，然手足掌汗出偏多间作，常伴烦热口干或渴，二便色深，脉常偏数（小儿较明显）；病情发作时常可发热脉数（小儿多见）或烦热口渴显著，小便深黄或赤，大便酱黄或褐色，身汗较多，或伴腰出剂腰而还，且以手足掌汗出更为显著。

（2）情绪焦急时则手掌汗多，常可波及足心或足掌汗出，常伴难以入寐，或子至寅上常醒，甚者醒后心烦汗出而以手掌汗较显著，其脉涩或兼略细弦数。

（3）手心烦热而伴手足心时汗出，甚则手掌汗多，可伴午后微潮热颧红及盗汗，夜醒口干，其脉多细数（汗出后手足心可稍转凉）。

（4）手足心常时汗出而不热（阴虚而无内热），无午后潮热及盗汗，常有夜醒口干咽干而不欲饮，脉多细而尺沉、不数，往往为肾阴亏的表现。

（5）往往肢疼骨节红肿作痛，四肢瘦削无力，面浮胖而红，舌苔厚甚则兼腻浊，舌质娇红，脉虚数而不流利。

5. 病种举例

（1）咳嗽，哮喘。

（2）失寐。

（3）劳瘵。

（4）（激素依赖性的）痹证，痿证。

附：腋下汗出

1. 概念

身体无汗时仅腋下出汗的现象，称之为腋下汗出。

2. 主要病因病机

厥阴瘀热（表里相兼）；或少阴心经表证及厥阴表证，表有风寒湿，里有郁热郁火。

3. 腋下汗出机理

瘀热迫津从体表阴面部位外泄（汗血同源）。

4. 病因病机鉴别

有肝经瘀热及心包瘀热的一派症象，如肢体某部持续性疼痛，胸胁痛，烦躁失眠，脉弦涩而数，且多兼细；若少阴厥阴之表有风寒湿痹阻或瘀阻经脉，则该经脉循行的地带可现酸痛或刺痛，遇寒遇阴雨天则加重的现象。

5. 病种举例

痹证。

附：足底烦热汗出

1. 概念

有时觉足底发热，恶热喜凉，伴足底汗多湿袜。

2. 主要病因病机

见于湿热下注。

3. 足底烦热汗出机理

湿热下注，热迫津泄。

4. 病因病机鉴别

阳明风湿热表证的濈然汗出的手足不会局部恶热喜凉，而这个足底烦热汗出会有局部恶热喜凉。

5. 病种举例

如痹证、痿证。

（七）阴下汗出

1. 概念

其他部位无汗而前阴常自汗出，称之为阴下汗出。有时可波及腹股沟或会阴部。

2. 主要病因病机

（1）下焦湿热。

（2）肾（气分）湿热。

（3）肝（气分）湿热。

（4）肾阴虚。

（5）肾阳气虚（肾阳肾气均虚），寒水聚于下焦。

例如《金匮要略·水气病脉证并治第十四》第 17 条："肾水者，其腹大，脐肿腰痛，不得溺，阴下湿如牛鼻上汗，其足逆冷，面反瘦。"

3. 阴下汗出机理

（1）（2）（3）湿热下注，热邪下迫。

（4）"阴弱者汗自出"：阴弱易受阳扰，故从自身肾所主之二阴外泄。

（5）阳气虚则水津难固，加之水沉于下，故从下泄漏。

4. 病因病机鉴别

（1）小腹胀满，小便黄而欠利，常伴大便溏或先硬后溏，或黄色白带绵绵而下，脉多尺脉弦旺，根苔多黄厚腻。

（2）腰常酸胀，小便黄短而频急，或小便灼痛，甚则癃闭，尺脉常浮弦旺，舌根苔亦可黄厚腻。

（3）多有胁痛口苦，少腹疼痛、甚则痛及前阴，小便黄灼，大便多先结后溏，脉多弦数，或兼左关弦旺，舌苔多黄厚腻。

（4）多有夜醒口干，腰酸梦遗，大便干结，脉细尺沉等肾阴虚症。

（5）阴下湿冷，怯寒足冷，下半身肿，腹满胀大，甚则脐凸阴肿，小便难，或不利，甚则癃闭，然均小便色清，脉沉舌淡。

5. 病种举例

（1）阴囊湿疹。

（2）淋证，癃闭。

（3）阴囊湿疹，癃闭。

（4）消渴（下消），劳瘵。

附：尻汗出

1. 概念

身体未出汗时仅尻部（尾椎骨处皮肤）汗出（或大便时此处汗出），或大便时身体汗少而尻部汗大，称之为“尻汗出”。有时“尻汗出”会波及前后阴，导致前后阴及周围皮肤汗多。

2. 主要病因病机

中下二焦兼上焦湿邪郁热；兼有肝胃气郁、肝血瘀热、肝经风热下迫。

3. 尻汗出机理

大便时由于肝气疏泄而使气机下行，肝经的风湿热则随肝气而下迫，由于“肝脉绕阴器”，故风热循经下迫至二阴及其周边，迫其阴津外泄而为汗，且风热越重或下迫之势越强，则此处（包括尻）的汗越大。

4. 病因病机鉴别及病种举例

因为此种患者我只遇过一例，所以此部分内容从略。

（八）汗出偏沮（注）

1. 概念

无论在适当或不适当的温度环境中，一旦汗出即仅出左侧或右侧半身者（包括肢和体），称之为“汗出偏沮（注）”。

2. 主要病因病机

（1）水饮郁热（多为手少阳表里相兼）。

（2）血痹（或血瘀）风湿郁热。

（3）营卫气虚，兼有风湿郁热。

（4）病因病机不明。

3. 汗出偏沮（注）机理

（1）水郁腠理于下半侧身，下半侧身之体表卫气不宣则无汗，郁热上蒸迫津外泄于上半侧身，则上半侧身汗出。

（2）血痹则易招惹风湿，风湿之邪或可偏胜于左右半侧肢体且痹阻其卫气，若郁热欲宣透或风邪鼓舞则反迫津液从湿郁较轻的半侧肢体之肤表外泄，而另一侧肢体反无汗。

（3）卫营气虚，则易汗出，但由于此时患者风湿偏胜于半侧肢体，则汗反易从湿郁较轻的半侧肢体外泄，而风湿偏胜以致卫气痹阻的半侧肢体却难以出汗。

（4）欠明。

4. 病因病机鉴别

（1）侧卧位左右替换时，汗出的半侧肢体迅速换位，换成向上的另半侧肢体汗出。

（2）半侧肢体汗出相对固定，脉细弦而涩。

（3）汗出的半侧肢体在汗出时，反而肤凉、怯寒、恶风，脉可弱。

（4）欠明。

5. 病种举例

（1）眩晕，痰饮。

（2）肌痹，行痹。

（3）中风（偏瘫）。

（九）局部黏汗

1. 概念

身体某一局部或某几处皮肤，当其出汗时，所出之汗必黏的现象，称为局部黏汗出。

局部黏汗一症，往往还伴有该处较身体其他部位的皮肤更难出汗，只有在身体大汗时该处才能出少量黏汗的特征，甚至全身其他地方汗出时该处常仍难以出汗，同时，该处往往有恶寒的感觉，甚至“自冷”（患者常觉此处冷，但是没有明显厌恶寒冷和痛苦的感觉，甚至自己或他人触该处皮肤可发现其有发凉或很冷的感觉）现象。

2. 主要病因病机

湿闭局部肤腠。

3. 局部黏汗机理

局部湿邪闭遏卫气，只有当卫阳充实且宣发甚畅之时，肤腠玄府始开，湿可随汗泄出肤表，故汗出有黏感；若湿郁肤腠表气不得宣透，卫闭气府不开则无汗；局部“湿胜阳微”则可现恶寒或“自冷”。

4. 病因病机鉴别

其汗虽难出，但一旦出则有汗黏之感，故知其有表湿；局部不痛不痒、不麻不木、不干不粗、肤色可微黄而不红暗紫，故知其营未瘀阻；同时，其局部恶寒喜温，甚至局部“自冷”，故知其局部卫阳闭遏，故局部皮肤难以温煦。

5. 病种举例

皮痹。

附：局部无汗

1. 概念

当全身出汗时，而肢体某局部的一处或几处皮肤始终不得汗出的体征，称之为“局部无汗”。

由于此种症候可以出现在某些病症治疗好转的过程当中，大部分会转“局部无汗”变成“局部黏汗”。即在身体出大汗的时候，这些不出汗的地方可以出点汗，一旦出汗，就会黏。

2. 主要病因病机

（1）湿闭局部肤腠。

（2）瘀浊阻塞玄府。

（3）肤腠与玄府瘀结变形。

3. 局部无汗机理

（1）湿闭着局部卫气，玄府不开，故不得汗出。

（2）瘀浊阻塞玄府孔道，汗不得出于皮外。

（3）皮腠及玄府均瘀凝，毛孔均无。汗毛和汗腺均没有，皮肤变硬甚至增厚，肤表显蜡样光。

4. 病因病机鉴别

（1）同“局部黏汗”。

（2）局部皮肤增厚、凹凸不平、粗糙、干燥、白屑增多，甚至肌肤甲错，毛发增粗。

（3）始则局部皮肤变平无纹理，光亮而薄，触摸疼痛；继而变厚变硬，反不痛。

5. 病种举例

（1）皮痹，肌痹。

（2）白疕。

（3）硬皮病，疤痕。

三、无汗

无汗一症，是我们利用视觉与触觉，均发现其全身皮肤没有汗出，同时又无“脱影”的客观现象。

脱影是指一种盗汗现象，即指当患者早晨醒来将垫被完全掀起时，发现自己身躯的影子湿湿地印在了床板之上的现象，是气阴大虚的表现。

正常人的不出汗不在讨论范围之内。

（一）法当无汗

1. 概念

同“无汗”。

2. 主要病因病机

（1）寒邪闭表（包括六经之表）。

（2）湿邪郁（闭）表（包括六经之表）。

（3）水邪郁表（主要指皮下、腠理、肌肉三阳之表或手太阴之表）。

（4）表气自郁（闭）。

（5）里寒偏实。

（6）里气闭结。

（7）肾阴枯竭。

例如：《伤寒论》第113条：“太阳病中风，以火劫发汗……阴阳俱虚竭，身体则枯燥……”

（8）津液及营均虚。

例如：《伤寒论》第199条：“阳明病，法多汗，反无汗，其身如虫行皮中状者，此以久虚故也。”

3. 法当无汗机理

（1）卫因寒闭。

（2）卫因湿邪郁遏。

（3）卫因水饮郁遏。

（4）卫气自郁于腠理。

（5）或因表阴偏胜与卫闭未除，复有新增里阴偏胜郁闭脏腑阳气；或因脏腑阳气遭里寒湿等阴邪郁闭，影响卫气宣发。

（6）脏腑之气闭结，严重影响卫气宣发。

（7）津液枯竭而全身无汗源。

（8）津液虚而体表缺汗源。

4. 病因病机鉴别

（1）必恶寒，必具各经相应的表证现症，无各经相应的里证，脉弦紧。

（2）多现肢体酸楚沉重，或微恶寒，必具各经相应的表证而无里证，脉多迟缓濡软，欠流利。

（3）面浮身肿，或肢体疼重（往往夹了湿），多不痛（因饮和水多关乎卫分气分的关系大）。

（4）皮肤胀，按之不疼亦不凹陷，肤色苍苍，肤质似厚实，无身重，小便自利，脉多浮弦不流利，无里证则没有胸闷、脘痞、腹胀等。

（5）必有怯寒或恶寒，喜温，以各脏腑里寒证的现症显著，无阳气虚症。

（6）脉多弦实或兼沉伏，必具脏腑里结的相应症候（如胸内痛胀、腹痛里急、腰内剧痛、二便闭涩等），多无表证。

（7）身体皮肤枯燥，灼热无汗，甚至在病愈时身体皮肤大面积脱落；常伴身热恶热甚，口舌干燥，舌苔焦黑或剥苔，不大便，神昏直视，脉虚数，或虚大，或细弦而劲，或细涩等少阴热甚阴枯的现症。若兼有热入血分则舌红而口不渴。

（8）皮肤干燥、易脱屑，甚至脱皮干裂，无里证。

5. 病种举例

（1）伤寒（六经伤寒表证）。

（2）湿痹（六经伤湿表证，从杂病分类可分成皮痹、肌痹、筋痹等）。

（3）溢饮，水肿。

（4）肤胀。

（5）（寒实）结胸，真心痛。

（6）气厥，中风闭证，（气结）腹痛。

（7）风温坏病。

（8）皮肤皲裂。

（二）可无汗出

无汗出之机的病变，在生病时一般无汗出一症，但在可出现汗出的情况下，此类患者又能像正常人一样地出汗。此种“可无汗出”，一般只是作为“无者求之”的鉴别要点在临床上常用。例如临床上在初步怀疑为阳明气分病时，问一问或摸一摸患者体表，若无汗出，即可作为排除其“气分热甚”的鉴别要点，即属此例。

四、其他种类异常汗出

（一）盗汗

1. 概念

所谓盗汗，是寐时全身出汗而不自知、寤则汗自止的病理现象。“盗汗”一症是一种人体异常的现象，即中医症状体征术语，它应排外生理性的夜寐出汗现象，如环境过热或夜寐太保暖半夜睡着出汗；或睡前因饮食或药物（如食用生姜、胡椒、辣椒等具发汗作用之品）引起的卧寐汗出等情况。

2. 主要病因病机

（1）阳明气分（包括表里）热证。

（2）阴虚内热。

（3）阴血两虚兼有瘀热。

（4）三阳合病，表证兼里，风湿郁热。

例如：《伤寒论》第 137 条：“太阳病，脉浮而动数，浮则为风，数则为热，动则为痛，数则为虚。头痛发热，微盗汗出，而反恶寒者，表未解也……”

3. 盗汗机理

（1）阳气旺盛，向上向外呈弥漫之势，寐时虽然说明体内阴阳已交泰，然而此类患者体内阳气仍难完全安泰，故阳浮于体表而迫津外泄，以致全身盗汗。

（2）由于此类患者在夜寐之时，阴血达不到生理性偏盛的程度，故难以合抱阳气达到安泰的状态，故部分阳气寐时仍可浮游于体表，何况此时患者的浮阳已化成了“热邪”，故迫津外泄以成盗汗。

（3）阴血虚而里有热，本身即易盗汗，加之夜寐时阳气与阴血交抱，故血中瘀热可迫血脉之中的津液外泄，终成盗汗。

（4）此类患者，虽有湿邪郁于体表，然其三阳标阳亦盛，加之里郁火热，于夜寐之时阴阳虽交，有余之阳邪仍可浮游于体表迫津外泄，以成盗汗。

4. 病因病机鉴别

（1）烦渴，发热而不恶寒反恶热，脉数或兼洪、大、浮、滑。

（2）五心烦热，夜醒口干，或兼腰酸耳鸣、舌红苔少，脉多细数、尺沉弱。

（3）症同上（2）；且常兼忧郁烦闷，或兼夜寐多有焦虑惊恐之梦，甚则梦呓梦游，女子多兼悲哭，经少色暗，甚则闭经；舌红而暗，常有瘀红点；脉多细数弦涩。

（4）发热恶风寒，脉浮数不流利，兼现体表组织器官的不适或疼酸。

5. 病种举例

（1）感冒，咳嗽，积滞。

（2）痨瘵，消渴。

（3）失寐，闭经，风血劳。

（4）腹痛，结胸。

附：目合则汗

这是一种稍特殊的“盗汗症”，其特征是：典型的患者表现为刚入眠目合，甚至在刚进入半睡半醒目半合的情况下，即盗汗出；不典型的则寐半小时左右开始出汗；其中大部分患者（小孩）睡熟睡沉之后不再出汗，所以此类汗出时间大多较短；儿童的“目合则汗”则多为先头汗出。

其直接原因多为阳明热邪偏盛，而非阴虚内热或气虚。例如《伤寒论》第267条：“三阳合病，脉浮大，上关上，但欲眠睡，目合则汗”，就是以阳明气分热盛为主的三阳合病，其患者有“目合则汗”一症。之所以将“目合则汗”单列，是因为现在喝牛奶过多、食膏粱厚味营养过度的儿童太多，故此症越来越多见，而临床医生却多采用补气阴的方法治疗，反而多数治不好。同时，此症还常出现于多种时病和杂病之中，以及西医所说的感冒、支气管炎、肺炎、消化不良、食物中毒等疾病当中，故我们要懂得辨识此症。

若此症仅限于“目合则汗或胸以上汗出”，则一般属患者（多为小儿）湿热偏重、湿遏热伏、逼热上犯所致。

（二）先烦汗解

1. 概念

此种汗出的特征，是患者汗出之前会先感到身表烦热或体内烦热，继而汗出烦热除，且余症亦除，所以称之为“先烦汗解”。

此类“汗解”在临床上有两种情况：一种是汗后病除；另一种是汗后诸症暂除，然病可反复发作。

2. 主要病因病机

（1）阴邪（寒邪或湿邪）郁（或闭）表欲解（六经之表皆然）。

例如：《伤寒论》第119条：“脉浮，宜以汗解，用火灸之，邪无从出，因火而盛，病从腰以下必重而痹，名火逆也。欲自解者，必当先烦，烦乃有汗而解。何以知之？脉浮，故知汗出解。”

（2）内有郁热（或郁火）欲解。

①阳明郁热欲解。

如《伤寒论》第240条：“病人烦热，汗出则解……”

②阳明风湿（表）郁热（里）欲解。

如《伤寒论》第240条：“病人烦热，汗出则解，又如疟状，日晡所发热者，属阳明也……脉浮虚者，宜发汗……发汗宜桂枝汤。”

③少阳湿邪郁火欲解。

如：平旦烦热自汗，汗出虽难以下达，然汗出则诸症暂除，日后却反复发作。

（3）厥阴瘀热在里，盗汗自汗暂解其热。

3. 先烦汗解机理

（1）卫阳渐胜郁（闭）表之阴邪，然在卫阳未能彻底宣发，且郁（闭）表之阴邪未能彻底解除之际，偏胜之卫阳可郁而化热，导致身体烦热；继而卫阳盛而阴邪除，则卫阳畅发而汗出，其病即愈。

（2）体内郁热欲透未透之际，则致体内烦热；然里气一旦宣畅，则郁热得透，且可由气及卫，均得宣透，故烦热可随汗出而解；若属热因湿邪所郁，则缠绵的湿邪日后又可郁遏阳气化热，终致病症反复。

（3）汗血同源，血分瘀热迫汗外泄，热因得透而暂减。

4. 病因病机鉴别

（1）脉浮，汗解之前表证显著，汗解后脉浮及诸症消失，且脉静身凉。

（2）单纯郁热则脉多弦数，挟湿则多有身重胸闷；前者汗后病多痊愈，后者汗后则诸症暂轻，或随着汗出渐下透而渐愈。

（3）脉多细弦涩，舌质（或舌尖）多红，汗后病仅暂宁，日后必发作。

5. 病种举例

（1）伤寒（欲解），暑湿（欲解）。

（2）烦躁，湿温。

（3）不孕，闭经。

（三）战汗解

1. 概念

在疾病过程中，患者突然出现寒战，继而全身壮热而寒战消失，接着汗出热退的现象，称之为“战汗（解）”。

“寒战”——身振，甚则鼓颔，一般均同时伴有全身明显的凛凛恶寒的感觉，且多数此时体温已升高（甚至高热）而患者难以自觉而已。

“解”——是“战汗”后不但发热消失，且连带“战汗”前的症象（比如头痛、身疼、胸闷、脘痞等）大多消失，甚至其病“霍然而愈”。此种情况在时病和“卒病”中比较多见，我们一般称之为“战汗解”。

2. 主要病因病机

“战汗解”属正胜邪却、邪从表解的极端情况。其基本机理为：郁（闭）三阳之表的寒邪或湿邪（包括寒湿、寒或湿邪郁热、寒或湿邪郁火、湿浊、湿邪挟暑等），以及里（包括阴经阳经之里）之寒湿（同上），欲借三阳之表解者；同时，其表解之力乃是因身体得阳气之助，导致阳气与寒湿相争，形成剧烈的“正邪相搏”之势，并形成了病势向外的趋势，最终正气胜邪，汗出病愈。诸证相较，形成此种转归的病变属少阳表里相兼证、厥阴兼少阳里证者居多。

最终判断其病能否痊愈（预后）的症象是：汗出且透彻者，则属无余邪或余邪少，多能痊愈，或稍清余邪以善其后才痊愈；若寒战之后汗出不彻甚或无汗者，则其病尚不能痊愈，须做进一步的治疗。因汗出不彻者属“邪气未尽，正未完胜”，无汗者属“邪未祛而正未胜”。

3. 战汗机理

同上所述，“战汗”属正邪相搏，正胜邪却，欲从三阳之表解的机理。具体分析即为：

①寒战：因寒湿之邪郁闭表之卫气或里之阳气，导致“卫气行止”，故患者本无汗而恶寒。身体得到阳气之助后，阳气与邪气相搏，在邪气郁闭尚未解除之时，盛实的阳气则更为壅阻，导致“卫气行止”的程度加重，故恶寒加重凛凛而栗，同时偏盛的阳气又致“蒸蒸发热”。

②发热（不恶寒不寒栗）：“阳胜则热”，尤其是病情从“蒸蒸而振”的寒战高热的状态，发展为壮热而不寒（战）的状况，更说明正胜邪却，因为此时不但阳气盛实而发热，且凛凛寒栗而战一症消失，由此可证明壅阻的阳气和“行止”的卫气已敷布运行，进而证明造成阳气卫气郁闭状态的邪气在减退。

③汗出：证明身体郁闭的表气或里气均已宣散开通，进而证明寒湿之邪已除。无非汗出透彻说明表里之气已完全宣通，邪去已殆消；汗出不彻则为表里之气未全通，邪气尚未净而已。

4. 病因病机鉴别（略）

5. 病种举例

此症多出现在时病或瘟疫重证痊愈的过程之中。

附：狂汗解

1. 概念

患者在发热无汗转为壮热无汗的过程中，神志由清醒突然转为狂乱，在持续十几分钟或半个小时左右后，又突然全身大汗出，紧接着就热退身凉、神志转清的过程。

2. 主要病因病机

邪闭表或兼闭里，而患者的阳气盛实化热之势又甚猛，可致阳气与闭表的邪气（如湿邪）剧烈搏斗，若受困的阳气进一步奋起一搏，不但可使热邪更甚而发热更高，甚则热邪可突然扰动心神而致患者突显狂躁，进而阳气迫使湿邪与汗共并，从表而解，同时郁热亦除，终致正胜邪却，不再扰神则狂乱消失，其病即愈。

3. 狂汗机理及病因病机鉴别（略）

4. 病种举例

此症多现在时病、湿痹或瘟疫等病的痊愈过程之中。

（四）郁冒汗出

1. 概念

在疾病过程中，患者忽然自觉烦闷，伴随阵阵热气上冲头部而致患者微觉阵阵头晕目眩，伴随阵阵神识微“迷糊”，继而全身汗出，诸症均失，其病霍然而愈的现象，称作“郁冒汗解”。

2. 主要病因病机

厥阴风寒（卫分）表证欲解。

例如：《伤寒论》第364条：“下利，脉沉而迟，其人面少赤，身有微热……必郁冒汗出而解，病人必微厥……”

3. 郁冒汗出机理

阳胜寒却，邪欲外解之际，出现阴阳相争（阳气与郁遏阳气在表之阴寒相争）化风，风阳短暂上扰，导致患者自觉“郁冒”，若阳气胜寒，郁阳得散，表寒得解，则汗出而愈。

4. 病因病机鉴别（略）

5. 病种举例

伤寒。

五、异常汗质

（一）汗出如珠

1. 概念

汗出如珠粒状（成人汗珠大者其直径可达 5 ~ 6mm），顷时冒出，着于皮肤之上而不易流动，甚至成串相叠，常以额上为著。

一般而言，“汗出如珠”的汗，摸上去其质地并不稠、黏、滑。

2. 主要病因病机

阳气散脱将尽，较之冷汗淋漓更危。

3. 汗出如珠机理

阳脱失固，真阳散越。

4. 病因病机鉴别（略）

5. 病种举例

（1）虚劳（濒死期，若中西医并治用药及时且量足，有时可救）。

（2）喘哮晚期（阳气脱而濒死前，几乎必死）。

（二）汗出如油

1. 概念

汗出质地稠腻滑，透明并发油光（一般以额上为著）。

2. 主要病因病机

肺肾真阴欲亡竭。

3. 汗出如油机理

真阴枯亡，无所秘藏，浮越外泄；若遇虚火，外泄更著。

4. 病因病机鉴别（略）

5. 病种举例

（1）虚劳（死前数小时或1～2天）。

（2）温病（因阴枯致死）。

附：此症一旦出现即难救

（三）汗出而黏

1. 概念

患者时自汗出，汗出虽不多，但触之有黏手之感，故难成流汗之势。

2. 主要病因病机

（1）湿热弥漫阳明少阳表里。

（2）湿浊犯表，内有郁热。

3. 汗出而黏机理

（1）热势向外，迫湿与热邪共并而出；由于湿热交缠，汗难出透，湿邪亦难以一时除尽，故迁延日久，却又时有自汗出；湿性黏腻，汗与湿邪共同排出，则汗出而黏。

（2）热邪欲透之时，则迫使体表湿浊与汗共并而黏汗出。

4. 病因病机鉴别

（1）汗出可微量，汗气可酸馊，皮肤色弥黄，小便色黄，大便质溏。

（2）汗出腐臭，面色垢腻；湿疹及其周边皮肤苍厚，白屑甚多，皮厚裂纹处滋水黏稠腥臭，奇痒。

5. 主病举例

（1）湿温（气分）。

（2）湿疹。

六、异常汗色

（一）黄汗

1. 概念

汗出色黄，其特征是易出汗，常会导致洗的白色内衣在2个月之内明显呈现黄色，甚至汗出沾衣，使白色内衣如黄柏汁浸后的衣服。

2. 主要病因病机

（1）脾经湿热，犯及营分。

（2）风湿挟水郁热，痹阻经脉，犯及营分。

3. 黄汗机理

（1）脾色本黄，湿久郁脾其色必发黄，加之湿热蕴蒸，迫汗外泄而出黄汗染衣，甚至迫使湿邪与汗共并而出，故其汗出黏手。

（2）风邪鼓舞，加之热蒸，致使水湿与汗共并而出。

4. 病因病机鉴别

（1）常自汗出，无恶寒，或自觉郁郁微烦热；黄汗证目不黄，黄疸病目黄。

（2）阵作历节黄汗出，常伴历节痛甚至肿。

5. 病种举例

（1）黄汗证，黄疸。

如《金匮要略·水气病脉证并治第十四》第28条：“问曰：黄汗之为病，身体肿，发热汗出而渴，状如风水，汗沾衣，色正黄如柏汁，脉自沉，何从得之？师曰：以汗出入水中浴，水从汗孔入，得之，宜芪芍桂酒汤主之。”

（2）中风历节

如《金匮要略·中风历节病脉证并治第五》第4条：“寸口脉沉而弱，沉即主骨，弱即主筋，沉即为肾，弱即为肝。汗出入水中，如水伤心，历节黄汗出，故曰历节。”

（二）赤汗

1. 概念

所谓赤汗，是指患者汗出呈血红色的体征。

在临床上赤汗一症，往往是通过观察患者昼夜所穿的贴身内衣才发现的，即除了红色的内衣外，在出赤汗的患者的内衣上，有较多且散在的小红点（不是鲜血的血迹），比较难洗净。有的文献称昼日可出现我们肉眼所能见到的患者身上所出的赤汗（我没遇上过）。

2. 主要病因病机

营血瘀热，或兼阴血两虚。

3. 汗赤机理

“汗血同源”，血分热邪在迫津外泄汗出的同时，亦迫血妄行、溢出皮络。

4. 病因病机鉴别

本症内衣红点多为血红色，少有紫红及红而微暗者；其脉多略细弦涩数，舌质或红或淡，或兼有瘀红点。有阴血两虚者，则必兼现阴虚血虚的症状和体征。

5. 病种举例

汗症。

（三）黑汗

1. 概念

所谓黑汗，是指患者汗出呈暗黑色。在临床上黑汗一症同“赤汗”

一样，往往是通过观察患者昼夜所穿内衣才发现的，即除了黑色的内衣外，在出黑汗患者的其他颜色的内衣上，有较多且散在的小黑点或小黑斑，采用一般的洗涤方法无法完全洗净。

“黑汗”现象与“赤汗”现象的不同：①“黑汗”者，其内衣的黑色是慢慢逐步发现的，即使是白色的内衣也须穿上数日乃至穿洗10余次以后才能逐步发现，而且是由内衣上的隐隐黑点逐渐变为显性小黑斑点，随者时间的推移还可逐步加重；而“赤汗”则不同，其发现往往较快较早，仅仅穿过一两次的内衣即可发现红点。②“赤汗”往往只在上衣有红点，“黑汗”则内裤上亦可有黑色斑点。

2. 主要病因病机

营血分瘀浊兼热。

3. 黑汗机理

热迫津血瘀浊，与汗共并而出。

4. 病因病机鉴别

病程很长，往往在发病10余年以上才会出现黑汗，同时，此类患者常常兼瘀血、湿浊与“清浊交浑”的症状体征，如脉弦涩，舌质有暗斑而苔腻浊，面色暗滞垢腻或有油光，胸、腹或腰痛，小便色黑而浑浊，大便色黑而反快，指（趾）甲灰厚或不平，皮肤甲错，或便血或身体其他地方出污血等。

5. 病种举例

（1）痛证。

（2）血证。

（3）癥瘕。

七、汗气（嗅）异常

（一）汗出酸馊

1. 概念

患者所出之汗闻之有一股明显酸馊气味者。

2. 主要病因病机

气分湿热均重（表里证均可）。

3. 汗出酸馊机理

水谷之精聚而为湿，热邪蒸变湿邪而有化腐之势；加之热迫津液，湿邪从汗而出，欲化腐而变成酸馊气息的湿邪随汗而出，出于体表之后自然熏人之鼻也。

4. 病因病机鉴别

多常自汗出，恶热，有食积者常兼口气酸腐。

5. 病种举例

（1）食积。

（2）汗症。

（3）肥胖。

（4）瘟疫。

（二）汗出腐臭

1. 概念

所出之汗有明显腐臭气息甚至尸臭等恶臭气息者，称之为“汗出腐臭”。

2. 主要病因病机

湿热化浊的过程，甚至化成湿热浊毒，往往是邪气先在气分，继而可由气分入血分而成。

（1）气分湿热化浊。

（2）湿热浊邪，气血两燔，化腐成毒。

3. 汗出腐臭机理

湿聚化浊，热邪蕴蒸成腐；甚至湿热浊气由气及血，致营血腐败成毒，同时气分之热亦可化为火毒，导致血络破败而出血；气分的热邪迫津液外泄为汗，而腐败的湿浊与汗共并外泄，以致汗气腐败。

4. 病因病机鉴别

（1）气分湿热化浊。

发热，甚至多日持续大热，发热蒸蒸伴汗出腐臭而全身黏腻，甚或满屋熏臭，而多垢腻；舌苔多白厚腻浊，甚至如积粉干厚而裂（但摸之不干）。

（2）湿热浊邪，气血两燔。

其现症特点除上述“气分湿热浊盛”的诸多现症外，尚具有以下血分症：舌质深红，神昏谵语，或皮下出现斑疹，色红而欠鲜，甚或衄血（口、鼻、齿、耳）、便血（大便色黑、小便红赤）。

5. 病种举例

（1）瘟疫。

（2）天行疫毒。

附：狐臭（腋汗臭）

1. 概念

患者腋汗气味如狐体臭气。

2. 主要病因病机

湿浊聚于腋下手厥阴及手少阳经脉，常见气分郁热。

3. 狐臭机理

虽因浊生腐秽，热迫津泄为汗，腐浊与汗共并而出的机理尚明，然为何臭如狐狸体气，其机不明。

4. 病因病机鉴别（略）

5. 病种举例

狐臭。

（三）汗出腥膻

1. 概念

汗出的气味如鱼腥或羊膻气息者。

2. 主要病因病机

主因均属患者体表营卫或气分久有湿浊，或兼夹热邪，或夹寒，或夹饮；若属湿浊表里相兼者，更可以持久出现“汗出腥膻”。

3. 汗出腥膻机理

（1）湿邪偏重或夹有寒饮，则浊气化腥，但其具体机理不明。

（2）湿浊与热邪相兼，则熏蒸化膻，然其具体机理不明。

4. 病因病机鉴别

（1）若体表湿与热相较，湿邪偏重，甚至夹有寒饮者，则汗出气腥，同时往往伴随汗出不彻；体表夹寒饮邪，则汗出稍稀，局部“自冷”，湿重者汗出较黏腻，且二者皆可兼现“湿疹”，流出腥气滋水。

（2）湿浊夹热，甚至浊热偏重者，汗出常膻，同时常自汗出，汗出黏腻，身常恶热。

5. 病种举例

（1）湿疹。

（2）汗症。